ANALYSE

DES

EAUX MINÉRALES · ACIDULES-ALCALINES-FERRUGINEUSES

DU BOULOU

PAR

A. BÉCHAMP

PROFESSEUR A LA FACULTÉ DE MÉDECINE DE MONTPELLIER,
CORRESPONDANT DE L'ACADÉMIE DE MÉDECINE, ETC.

*Les Eaux du Boulou sont de la même
famille que les Eaux de Vichy.*

——→←——

PERPIGNAN
IMPRIMERIE DE L'INDÉPENDANT, 3, RUE LAZARE ESCRGUEL
—
1869

ANALYSE

DES

ÉAUX MINÉRALES ACIDULES–ALCALINES–FERRUGINEUSES

DU BOULOU

Par M. A. BÉCHAMP

Anglada, le célèbre professeur de la Faculté de médecine et de la Faculté des sciences de Montpellier, dans un ouvrage considérable qui a fait époque [1], a montré que la région pyrénéenne, si riche en eaux sulfureuses, offre plus de sources ferrugineuses qu'on ne le croit généralement. La position de celle qui a été d'abord l'objet d'une nouvelle analyse, a été fixée de la manière suivante par l'illustre professeur :

« Non loin du Boulou, sur la gauche du grand chemin qui conduit en Espagne par le Pertus, jaillissent plusieurs sources minérales acidules. Elles coulent le long d'un ravin, le *Carbassal* ou *Corey de San Marti*. La première que l'on découvre en remontant le ravin (elle est située à sa droite) sera, dit-il, la *source du Boulou*. »

L'analyse qu'en a faite Anglada [2] date au moins de 1833 ; elle est aussi complète que toutes celles que l'on faisait dans ce temps-là. Nous verrons, en comparant les deux analyses, que depuis cette époque la composition de l'eau de cette source n'a réellement subi aucune altération, ni dans ses propriétés ni dans sa composition, du moins si l'on s'en rapporte au dosage de certains éléments. Nous ferons seulement remarquer dès à présent que ce n'est pas comme eaux ferrugineuses qu'il faut étudier les eaux du Boulou, mais bien comme eaux bicarbonatées éminemment sodiques, contenant comme beaucoup d'autres, de petites quantités de fer.

---

[1] *Traité des eaux minérales du département des Pyrénées-Orientales*, 1833.
[2] *Ibid.*, II, pag. 217.

L'établissement du Boulou est situé au pied d'une colline qui fait partie de l'un des contreforts des Pyrénées, une montagne des Albères, la Picastelle (*Pic astella* en catalan). La rivière de Rome, très-poissonneuse, n'en est qu'à 100 mètres; le joli village du Boulou, avec son beau pont suspendu sur le Tech, qu'à 1 kilomètre. Sa distance au Pertus et au fort de Bellegarde, qui le domine, n'est que de 8 kilomètres, par une belle route dont plusieurs sites ont été dessinés par M. Gustave Doré pour le *Tour du Monde;* Maureillas, but de promenade aimé des baigneurs. en est à 3 kilomètres; Céret à 8; Amélie-les-Bains, avec ses importants établissements balnéaires, son superbe hôpital militaire et ses beaux environs, à 16; le pic de Saint-Christeau, célèbre par un fait d'armes remarquable sous la République, à 10; Perpignan à 24. et Port-Vendres à 26 kilomètres.

La colline d'où émergent nos sources et la Picastelle, constituent un massif de schiste argileux micacé très-puissant. Sur une étendue considérable, j'ai constamment retrouvé la même roche avec les caractères qu'elle possède au pied de la colline d'où la source jaillit. Anglada a fait la même remarque et complète ces indications. « Quoique nos eaux, dit-il, apparaissent quelquefois dans les terrains tertiaires, sédimentaires ou d'alluvion, c'est cependant aux terrains secondaires et de transition qu'elles appartiennent plus familièrement. Le schiste argileux est sans contredit la roche qui leur donne le plus communément naissance. Il m'a paru qu'au milieu des variations dont cette origine est susceptible dans cette localité, plus le terrain d'où ces eaux proviennent est chargé de calcaire et se rapproche des terrains primitifs, plus aussi elles sont riches en acide carbonique, ce qui est le propre des eaux alcalino-martiales des Albères. »

« La faveur dont jouissent les eaux minérales naturelles grandit à mesure que les preuves de leur efficacité se multiplient. La confiance en leurs propriétés médicamenteuses s'établit chaque jour plus solidement, et à peine est-il besoin de chercher à l'aug-

menter encore. Mais il faut affermir cette confiance en la rai-
sonnant; il faut l'empêcher de s'égarer en se généralisant d'une
manière irréfléchie (1). » Or, rien ne peut mieux guider le médecin qu'une analyse bien faite et aussi complète que possible.
Sans doute et *à priori*, l'analyse seule serait impuissante à dé-
cider les médecins, et je suis volontiers de l'avis de M. Ribes (2),
lorsqu'il leur dit : « Vous ne vous subordonnerez point aux chimistes qui vous disent qu'en connaissant la composition d'une
source vous en savez la vertu. L'*à priori* des savants qui ne sont
pas médecins ne peut vous servir de base dans la pratique.
Vous n'imiterez pas non plus le praticien qui croit n'avoir rien
à apprendre des chimistes et dit : « Je guéris, cela me suffit ».
Vous ferez cas de tous les genres de faits rationnels ou empi-
riques. Il y a plus, vous admettrez en principe qu'il faudrait
connaître pour l'avoir visité, chacun des établissements auxquels
on envoie des malades. Cela revient à dire que l'analyse chimique et l'analyse clinique sont les deux voies qui conduisent
sûrement à la connaissance complète d'une source. Aussi M. Ribes, qui connaissait bien les vertus de l'eau du Boulou, a-t-il
voulu se renseigner davantage et a-t-il provoqué une nouvelle
analyse, l'ancienne ne rendant pas compte sans doute des effets
observés. Aujourd'hui je n'hésite pas à dire qu'en décidant les
nouveaux propriétaires à faire les frais de ce travail et à élever
leur établissement au niveau des besoins actuels et de l'importance médicinale de ces eaux, il a rendu un égal service aux malades, à ses concitoyens et aux propriétaires eux-mêmes.

L'analyse chimique acquiert son plus haut degré d'importance, au point de vue médical, lorsqu'elle révèle quelque
analogie entre l'eau qu'elle a pour objet et une autre dont
l'histoire clinique est faite. Lorsque je me rendis, au mois de
juillet de l'année 1862, aux eaux du Boulou, je fus frappé de
certaines particularités qui me firent involontairement penser
aux eaux de Vichy. L'analyse est venue confirmer pleinement

---

(1) Rameaux, professeur à la Faculté de Strasbourg; *Notice sur
les eaux minérales de Soulzmatt*, 1838.
(2) *Traité d'hygiène thérapeutique*, pag. 499.

cette induction, et aujourd'hui j'affirme que le Midi, le département des Pyrénées-Orientales ont leur Vichy. Les eaux de cette région ont une importance et une célébrité méritées et incontestées. C'est au département à donner aux eaux du Boulou une égale importance, une égale célébrité.

Les eaux du Boulou contiennent, en effet, tous les mêmes éléments que les sources les plus en renom du bassin de Vichy, sensiblement dans le même rapport et, en somme, en égale quantité pour quelques-unes, comme la nouvelle source des Célestins ou celle de Hauterive, ou peu différente pour la plupart des autres. Là est vraiment l'importance de l'analyse que je livre au public. Mais il est un élément qui se trouve en quantité appréciable dans les eaux du Boulou, qui ne paraît pas exister à Vichy : c'est le cuivre, que M. Bouquet paraît y avoir cherché, car il en indique la présence dans quelques sédiments. C'est par là sans doute que l'on trouvera des applications médicales spéciales des eaux du Boulou qui compléteront les indications pour lesquelles on prescrit les eaux de Vichy. Comme ces dernières les eaux du Boulou sont riches en bicarbonates alcalins, comme elles ferrugineuses, mais davantage, et arsenicales, mais moins.

L'établissement du Boulou ne possédait, en 1862, qu'une seule source qui fut bien captée, tandis que Vichy était depuis longtemps en possession de sources aussi nombreuses que diverses dans l'*unité* de leur composition. Mais, depuis cette époque, les propriétaires ont mis à profit les indications géologiques qui révélaient l'existence d'autres sources, et que j'ai signalées plus haut. Des sondages faits avec intelligence ont permis d'en découvrir et d'en capter deux nouvelles. La composition chimique de leurs eaux, très-semblable à celle de l'ancienne, est encore plus voisine de celles de Vichy, tout en en différant sous certains rapports. L'ancienne source, le *Boulou*, ne débitait guère plus de 1500 litres par vingt-quatre heures ; l'une des nouvelles sources en débite près de 5000 litres ; de sorte qu'aujourd'hui l'abondance de l'eau minérale peut suffire au service le plus étendu, en même temps que la diversité de la composition permet d'en varier l'administration selon les vues du médecin.

L'une des nouvelles sources a été nommée *Clémentine*, du nom d'une personne qui m'est chère : c'est la plus abondante ; la seconde s'appelle *Saint-Martin de Fenouillard*, du nom d'une ancienne source déjà signalée par Anglada, et des restes d'un ancien couvent des environs. L'ancienne source gardera son nom, *le Boulou*.

I. Propriétés physiques communes aux trois sources.

Ces eaux sont froides ; leur température est comprise entre 16 et 19,5 degrés centigrades.

La *limpidité* des eaux, à leur émergence, est parfaite. Elles dégagent spontanément de nombreuses bulles de gaz, et déposent alors un sédiment jaunâtre. Aux abords le dépôt devient incrustant, et le long du ruisseau de déversement il se forme un dépôt ocracé. Toutefois ce dépôt n'est pas uniforme ; on y distingue des parties blanches alternant inégalement avec des couches de couleur rouille. Dans les bouteilles, même bouchées, elles laissent déposer un certain nombre de leurs éléments minéralisateurs.

Leur *saveur*, grâce à la grande quantité d'acide carbonique libre qu'elles contiennent, est plutôt agréable que désagréable ; toutefois elle est spéciale, et l'on sent bien que l'on boit une eau très-minéralisée : on éprouve à la fois l'impression des eaux alcalines et ferrugineuses, modifiée par la saveur aigrelette de l'acide carbonique, et, comme le remarque Anglada, offrant de plus, à une dégustation attentive, une légère amertume que j'appellerai métallique. Cependant, on boit l'eau avec plaisir, et j'ai vu tels baigneurs qui en absorbaient jusqu'à trente-huit verres dans une journée.

Leur *odeur* est nulle, si l'on excepte l'impression produite par l'acide carbonique.

II. Composition chimique des trois sources.

D'après l'analyse d'Anglada, un litre de l'eau de la source du Boulou contient en grammes :

Acide carbonique....................	2,6481
Chlore	0,5170
Acide sulfurique....................	traces.
Acide silicique	0,1340
Soude..............................	1,8734
Chaux	0,4150
Magnésie......	0,1037
Oxyde de fer (carbonate)............	0,0239

Le poids du résidu fixe, des sels neutres, etc., trouvé par le même savant dans un litre d'eau, en pesant séparément les produits qui se précipitent pendant l'évaporation et les produits solubles, est de 4^{gr},489. Il s'est assuré, par un procédé qui ne laisse rien à désirer (1), que l'eau du Boulou ne contient aucune autre substance gazeuse que l'acide carbonique.

La suite de ce travail démontrera combien ce chimiste a opéré avec exactitude, et si sur certains points mes résultats diffèrent des siens, il ne faut l'attribuer uniquement qu'à ce que j'ai profité des progrès réalisés pendant les trente années qui ont suivi. J'ai pu ainsi déterminer dans l'eau du Boulou des substances que l'on ne tentait généralement pas à découvrir à l'époque où il écrivait.

DES GAZ CONTENUS DANS LES SOURCES.

Source du Boulou. — L'eau du Boulou, en portant à l'ébullition, dans un appareil clos, 1940 centimètres cubes d'eau, ne laissa dégager qu'un gaz complétement absorbable par la potasse. Nous avons vu qu'Anglada est arrivé au même résultat. M. Bouquet n'a pas non plus découvert d'autre gaz que le carbonique dans les sources de Vichy (2), avec lesquelles la nôtre a de grandes analogies. Cette détermination a été faite à la source.

Il ne m'a pas été possible d'analyser les gaz qui se dégagent en bouillonnant de la source; le mode de captage ne l'aurait pas permis. Du reste, on peut admettre sans erreur sensible que le gaz dégagé n'est que de l'acide carbonique; mais il n'en est pas ainsi des deux autres sources.

Source Clémentine. — Sur 6.000^{cc} de gaz spontanément dé-

---

(1) *Annales de chimie et de physique*, 2e série, XVIII, pag. 124. Emploi de son *matras-cuvette*.

(2) *Annales de chimie et de physique* (3), XLII, pag. 278.

gagés de la source, 10^{cc},5 seulement ne sont pas absorbables par la potasse, et ceux-ci sont composés de :

Azote	8,6
Oxygène	1,9
	10,5

et en centièmes :

Azote	81,9
Oxygène	18,1
	100,0

composition différente de celle de l'air atmosphérique.

En somme, les gaz spontanément dégagés sont composés, pour 1.000 centimètres cubes :

Acide carbonique	998,25
Azote	1,43
Oxygène	0,32
	1000,00

Quant aux gaz dégagés par l'ébullition, voici les résultats obtenus : 2.200^{cc} d'eau ont fourni 2^{cc},4 de gaz non absorbables par la potasse, et ces gaz étaient composés de :

Azote	2,2
Oxygène	0,2
	2,4

et par suite, dans 1.000^{cc} d'eau, il y a en dissolution, au moment où elle est puisée :

Azote	1^{cc},00
Oxygène	0, 09

Source Saint-Martin-de-Fenouillard. — J'ai trouvé sur 8.000^{cc} de gaz spontanément dégagés de la source. 66^{cc} de gaz non absorbables par la potasse; ils sont ainsi composés :

Azote	60,8
Oxygène	5,2
	66,0

et en centièmes :

Azote	92,1
Oxygène	7,9
	100,0

L'oxygène et l'azote sont donc ici dans un autre rapport que dans la source Clémentine, et l'ensemble des gaz dégagés est composé sur 1.000^{cc} :

Acide carbonique	991,75
Azote	7,60
Oxygène	0,65
	1000,00

Les gäz non absorbables par la potasse que laissent dégager 2.200cc d'eau, à l'ébullition, mesuraient 9cc; ils sont composés de :

Azote................	7,6
Oxygène......	1,4
	9,0

Dans 1.000cc d'eau, au moment où elle est puisée, il y a donc :

Azote........	3cc,45
Oxygène	0, 64

La composition des gaz spontanément dégagés des sources parait variable, aussi bien que leur composition. Une autre détermination faite à vingt-quatre heures d'intervalle a fourni, pour 2.000cc de gaz recueillis. 12cc,4 de gaz non absorbables par la potasse, et ces gaz étaient composés de :

Azote	10,8
Oxygène.....................	1,6
	12,4

et en centièmes :

Azote	87,1
Oxygène	12,9
	100,0

Il est utile de noter que la partie non absorbable par la potasse et par le phosphore n'est pas inflammable.

DOSAGE DE L'ACIDE CARBONIQUE

Ce dosage a été préparé aux sources mêmes. La totalité de l'acide a été déterminée en recevant un certain volume d'eau dans un excès d'une dissolution de chlorure de baryum ammoniacal, dont la quantité avait été déterminée par un essai préliminaire. Le précipité très-abondant que l'on obtient ainsi a été lavé, d'abord par décantation, dans les flacons mêmes où il s'était formé, avec de l'eau bouillie, puis sur des filtres tarés.

Source du Boulou. — En rapportant le poids du précipité à 1.000cc d'eau, on trouve dans une expérience 25gr,32 de précipité et 25gr,02 dans une autre :

Précipité barytique, en moyenne: 25gr,17

Si ce précipité n'était que du carbonate de baryte, il représenterait 5gr,54 d'acide carbonique. Il n'est pas totalement soluble dans l'acide nitrique. J'ai donc déterminé directement et par perte, à l'aide du petit appareil de M. Frésénius, l'acide carbonique qu'il contient :

I. 4^{gr},33 de précipité produisent 0^{gr}932 d'ac. carbon.
Pour 1.000^{cc} d'eau..................... 5,418

II. 2^{gr},457 de précipité produisent 0^{gr}5375 d'ac. carb.
Pour 1.000^{cc} d'eau..................... 5,506

III. 4^{gr},825 de précipité produisent 1^{gr},07 d'ac. carbon.
Pour 1.000^{cc} d'eau..................... 5,581

Acide carbonique, moyenne pour un litre d'eau..... 5,5017

Source Clémentine. — Ce dosage a été préparé comme le précédent : 630^{cc} ont produit 17^{gr},85 de précipité barytique, soit :

Précipité barytique pour 1.000^{cc} = 28^{gr},333

Ce précipité est presque totalement soluble dans l'acide nitrique étendu, c'est du carbonate de baryte sensiblement pur, ne contenant que des traces d'alumine et de fer ; donc :

Acide carbonique pour 1.000^{cc} d'eau = 6^{gr},328

2 gram. de ce précipité ont été décomposés comme ci-dessus dans l'appareil de Frésénius et ont fourni 0^{gr},44 d'acide carbonique par perte, donc :

Acide carbonique pour 1.000^{cc} d'eau = 6^{gr},233

Enfin, comme contrôle, le nitrate de baryte obtenu a été transformé en sulfate :

Sulfate de baryte correspondant à 2 gram. de précipité = 2^{gr},36

correspondant à 0^{gr},4457 d'acide carbonique et par suite :

Acide carbonique pour 1.000 cent. cub. d'eau = 6^{gr},314

et en moyenne :

Acide carbonique.................... = 6^{gr},291

Source Saint-Martin de Fenouillard. — 832^{cc} d'eau ont fourni 21^{gr},292 de précipité barytique soit :

Précipité barytique pour 1.000^{cc} d'eau = 25^{gr}.591

comme le précédent, ce précipité est presque totalement soluble dans l'acide nitrique étendu, c'est du carbonate de baryte sensiblement pur ; donc :

Acide carbonique pour 1.000^{cc} d'eau = 5^{gr},715

dans 2^{gr} de ce précipité on trouve par perte 0^{gr},44 d'acide carbonique ; donc :

Acide carbonique pour 1.000^{cc} d'eau = 5^{gr},63

La dissolution du nitrate de baryte a été transformée en sulfate ; on a obtenu pour ces deux grammes de précipité 2^{gr},35

(*)

de sulfate de baryte, soit $0^{gr},4438$ d'acide carbonique et par suite :

Acide carbonique pour $1.000^{cc} = 5^{gr},678$

et en moyenne :

Acide carbonique pour 1.000^{cc} d'eau $= 5^{gr},674$

DÉTERMINATION DU RÉSIDU FIXE.

Cette détermination, bien que d'un ordre secondaire, mérite cependant d'être faite, car elle permet de juger, jusqu'à un certain point, du degré d'exactitude du résultat final de l'analyse.

Source du Boulou. — I. 75 centimètres cubes d'eau, évaporés au bain-marie et desséchés à 110-130 degrés, laissent $0^{gr},348$ de résidu, soit $4^{gr},64$ pour 1.000^{cc}.

II. 250 centimètres cubes d'eau évaporés au bain-marie ont été desséchés ensuite pendant une heure au bain d'huile :

1° De 110 à 120°.................... 1,241
2° De 110 à 130°.................... 1,225
3° De 110 à 130°.................... 1,195
4° De 110 à 130° constant.......... 1,195

En prenant le dernier nombre pour le vrai, on trouve $4^{gr},78$ pour 1.000^{cc}, et en moyenne :

Résidu fixe par litre $= 4^{gr},71$

Ces nombres, quoique un peu plus forts que ceux d'Anglada, ne s'en éloignent cependant pas trop ; la différence tient certainement à ce que l'ancien dosage avait été fait en deux temps.

Source Clémentine. — En procédant comme ci-dessus, on trouve que 1.000^{cc} d'eau fournissent $6^{gr},503$ de matières fixes.

Source Saint-Martin de Fenouillard. — Pour 1.000^{cc} d'eau $5^{gr},816$ du résidu fixe.

DOSAGE DE L'ACIDE SILICIQUE

Source du Boulou. — Les deux résidus de la détermination précédente ont été repris par l'acide chlorhydrique et réunis. Après une nouvelle dessiccation, on a fritté le produit, traité par l'eau acidulée d'acide chlorhydrique, etc. La silice calcinée pesait $0^{gr},0255$:

Silice dans $1.000^{cc} = 0,0785$

Cette silice n'est pas totalement soluble dans la potasse

caustique; mais le résidu est si minime que son poids ne peut pas modifier ce nombre d'une quantité appréciable, comme nous le verrons.

Source Clémentine. — Silice pour 1.000^{cc} d'eau = 0^{gr},068.

Source Saint-Martin de Fenouillard. — Silice pour 1.000^{cc} = 0^{gr},052.

Le silice dans les deux dernières sources est totalement soluble dans la potasse caustique.

RECHERCHE ET DOSAGE DES AUTRES ACIDES.

ACIDE SULFURIQUE.

Source du Boulou. — Anglada n'indique que des traces de cet acide dans cette eau. Le fait est que l'eau acidulée ne précipite pas par le chlorure de baryum, même après un repos de plusieurs jours. Même l'eau qui a été réduite au tiers de son volume par l'évaporation, ne précipite pas après qu'elle a été acidulée.

Pour faire apparaître le précipité de sulfate de baryte, j'ai pris un litre de la partie soluble de l'eau réduite de 10 litres à 3,5 litres; avant d'aciduler, j'ai ajouté le chlorure de baryum. Après 48 heures, le précipité barytique a été repris par l'acide nitrique: il est resté un résidu insoluble qui pesait, après calcination, 0^{gr},043.

Acide sulfurique pour 1.000^{cc} = 0^{gr},0052

On s'est assuré, après coup, que ce précipité était bien du sulfate de baryte, en le réduisant en sulfure par la calcination avec un peu de sucre pur. Nous verrons qu'à cette quantité d'acide sulfurique il faut ajouter celle qui se trouve à l'état de sel de baryte dans le dépôt que produit l'évaporation de l'eau.

Les deux nouvelles sources contiennent encore moins d'acide sulfurique que l'ancienne, et pour le faire apparaître il faut les mêmes précautions.

Source Clémentine: Sulfate de baryte pour 11 litres d'eau = 0^{gr},122:

Acide sulfurique pour 1.000^{cc} = 0^{gr},0039

Source Saint-Martin : Sulfate de baryte pour **6250**cc = 0gr,063 :

Acide sulfurique pour 1.000cc = 0gr,0035

ACIDE CHLORHYDRIQUE

Source du Boulou. — **250** cent. cubes d'eau acidulée par l'acide nitrique fournissent :

Chlorure d'argent fondu.............. ... 0gr,5395
Chlore pour 1.000cc d'eau................ 0, 5344
ou en Acide chlorhydrique. 0, 5495

Source Clémentine. — **500** cent. cubes d'eau ont fourni :

Chlorure d'argent... .... 1gr,399
Chlore pour 1000cc d'eau........ .... = 0, 6922

Source Saint-Martin de Fenouillard. — **500** cent. cubes d'eau ont fourni :

Chlorure d'argent...................... 1gr,313
Chlore pour 1000cc d'eau................ = 0, 6497

BROME, IODE.

— Ces deux métalloïdes ne font pas partie des éléments des eaux du Boulou. Je n'ai pu y découvrir aucune trace d'iode, bien que je me sois servi du procédé délicat que j'ai décrit dans l'analyse de l'eau de Balaruc.

Le fluor n'y existe pas davantage.

M. Bouquet, qui a cherché les mêmes éléments dans l'eau de Vichy, ne les y a pas découverts non plus.

Acide nitrique (BOULOU). — Le réactif le plus sensible de cet acide est celui de Desbassyns de Richemond, le mélange de sulfate ferreux cristallisé et d'acide sulfurique. Mais pour que ce réactif puisse servir utilement dans la recherche des petites quantités, il faut qu'il n'y ait pas de chlorures mêlés au nitrate. Voici un procédé que je recommande :

J'ai fait évaporer deux litres d'eau au bain-marie jusqu'à 100 cent. cubes ; après avoir filtré pour séparer les parties devenues insolubles, j'ai saturé exactement par l'acide sulfurique et j'ai précipité le chlore par le sulfate d'argent exempt de nitrate. Le chlorure d'argent étant séparé, la liqueur bien neutre est évaporée à siccité. Le résidu étant introduit dans le réactif, on voit aussitôt apparaître la coloration rouge *fleur de pêcher* très-faible, mais très-nette, très-visible, surtout quand on a conservé à côté une partie du réactif comme témoin (1).

Cette recherche de peu d'importance n'a pas été faite dans les nouvelles eaux.

ACIDE PHOSPHORIQUE.

Cet acide a été dosé à l'état de phosphate de bismuth par le procédé de M. Chancel. Les détails de ce dosage se trouveront plus loin. Il a été fait sur le dépôt obtenu par l'évaporation de 36 litres d'eau.

Source du Boulou.

Phosphate de bismuth dans 36 litres d'eau ... 0gr, 1365
Acide phosphorique par litre d'eau........ . 0, 00087

Sources Clémentine et Saint-Martin de Fenouillard. — Il n'existe que des traces d'acide phosphorique dans 36 litres d'eau.

ACIDE ARSÉNIQUE.

Les eaux du Boulou sont des eaux ferrugineuses ; elles sont de la nature de celles où l'arsenic a été presque constamment trouvé. Ce métalloïde, qui y existe sans doute à l'état d'acide arsénique, peut y être découvert dans 3 litres d'eau. On évapore à siccité ; le résidu repris par l'acide sulfurique étendu d'eau est introduit, après filtration, dans un appareil de Marsh. L'anneau formé était très-apparent. L'arsenic a été obtenu en plus grande quantité, sans toutefois pouvoir être dosé, dans la recherche du cuivre, dont il sera parlé plus loin. Il a également été retrouvé dans les concrétions.

(1) La petite quantité d'acide nitrique que m'a permis de découvrir le procédé que j'ai suivi, ne pouvait-elle pas être accidentelle? M. Schœnbein a démontré que, pendant l'évaporation lente de l'eau, il se forme constamment du nitrite d'ammoniaque. Pour savoir à quoi m'en tenir, j'ai évaporé deux litres d'eau distillée additionnée de carbonate de soude et de chlorure de sodium purs. Le résidu arrivé à 100° a été traité par le sulfate d'argent, après saturation par l'acide sulfurique. La liqueur évaporée à siccité a fourni un résidu qui, introduit dans le réactif, l'a fait légèrement virer au rouge, mais si peu que l'on a eu de la peine à apercevoir la coloration. Ce que j'avais trouvé appartenait donc bien à l'eau du Boulou.

Revue des Sociétés savantes, II, pag. 72.

ACIDE BORIQUE.

Source du Boulou. — Il a été recherché par le procédé de Rose. 4 litres d'eau ont été réduits à 100ᶜᶜ sans addition, la quantité de soude étant suffisante dans l'eau naturelle. Après avoir rendu la liqueur acide par l'acide chlorhydrique, on y a plongé des bandes de papier de curcuma, et, comparativement des bandes du même papier dans de l'eau rendue acide par l'acide chlorhydrique. Les bandes ont été séchées à 100°, celles qui correspondaient à l'eau minérale ont passé au rouge brun, les autres n'ont pas changé : l'eau du Boulou contient donc de l'acide borique.

Dans les mêmes circonstances, l'acide borique a été recherché en vain dans les nouvelles sources.

Nos eaux renferment ainsi presque tous les acides que l'on peut se proposer de découvrir dans une eau minérale. Nous verrons qu'elles contiennent aussi la plupart des bases que l'analyse peut y révéler et que l'on a découvertes dans l'eau de Vichy.

RECHERCHE ET DOSAGE DES BASES.

Ammoniaque. — Elle a été recherchée dans les trois sources, par le procédé de M. Boussingault, mais en vain.

POTASSE ET SOUDE.

Source du Boulou. — Anglada n'a pas trouvé de potasse dans l'eau de cette source ; elle pouvait donc n'y exister qu'en très-petite quantité ou n'y pas exister du tout. Pour la découvrir et la doser, on a évaporé au bain-marie 10 litres d'eau à 3 litres. Le précipité qui s'était formé a été recueilli sur un filtre et lavé. La liqueur et les eaux de lavage réunies formaient 3, 5 litres. 2 litres de cette liqueur sont consacrés au dosage de la potasse, de la soude et de la lithine : on les a neutralisés par l'acide chlorhydrique et précipité la magnésie qu'elle contenait par un excès d'eau de baryte très-pure. La liqueur filtrée a été traitée par le carbonate d'ammoniaque, à l'ébullition ; l'excès de baryte ainsi enlevé, la dissolution filtrée a été évaporée, acidulée par l'acide chlorhydrique et encore évaporée ; le résidu de l'évaporation a été fritté et enfin repris par l'eau acidulée pour séparer une petite quantité de silice. La moitié de cette dernière dissolution, correspondant à 2857^{cc} d'eau, a été enfin évaporée à siccité et calcinée pour chasser les sels ammoniacaux ; le résidu fondu a été pesé.

Poids de la somme des chlorures alcalins obtenus.   10^{gr},12
Chlorures alcalins correspondant à un litre d'eau — 3, 542

Les 10^{gr},12 de chlorure ont été dissous dans 250^{cc} d'eau. 150^{cc} de cette dissolution sont employés pour y doser la potasse à l'état de chloroplatinate. Toutes les précautions d'usage étant observées, on trouve après évaporation, lavage à l'alcool de 80 degrés cent., un précipité jaune serin qui, calciné, a fourni :

Platine.................... 0^{gr},151

d'où l'on tire :

Chlorure de potassium correspondant à 1000^{cc}
d'eau naturelle................. .... 0^{gr},0664

Et par suite, en retranchant ce nombre de 3,542 :

Chlorure de sodium correspondant à 1000^{cc} d'eau
naturelle................................. 3^{gr},4756

On s'est assuré, en calcinant avec les précautions ordinaires le chloroplatinate de sodium, que ce calcul était exact. De plus, en traitant par un mélange d'alcool et d'éther le chlorure de sodium résidu de cette opération, on s'est convaincu qu'il n'y existait pas une quantité de lithine capable de modifier ces dosages. Par conséquent on a, dans 1 litre d'eau naturelle :

Potasse.................. — 0,04189
Soude.................. — 1,84172

Source Clémentine. — 2920^{cc},5 de cette eau produisent après les traitements convenables :

Chlorure de potassium et de sodium...... 16^{gr},950

Ce mélange analysé comme ci-dessus, produit :

Chloroplatinate de chlorure de potassium.. 1^{gr},415

d'où

Chlorure de potassium.................. 0^{gr},4313

et par suite :

Chlorure de sodium.................... 16^{gr},5187

D'où l'on déduit pour 1 litre d'eau :

Soude............................... 2^{gr},9972
Potasse............................. 0, 0932

Source Saint-Martin de Fenouillard. — 2363^{cc},6 d'eau ont fourni :

Chlorure de potassium et de sodium...... 12^{gr},75.

ce mélange fournit :

Chloroplatinate de chlorure de potassium.. 1^{gr},204

d'où

Chlorure de potassium.................. 0^{gr},36698

et par suite :

Chlorure de sodium.................... 12^{gr},383

D'où l'on déduit pour 1 litre d'eau :

Soude..................... 2,7762
Potasse................... 0,09796

Lithine. — Les restes des liqueurs préparées pour le dosage de la potasse et de la soude, dans les trois sources, ont été évaporés avec du phosphate de soude. Le résidu desséché a été repris par de l'eau tenant du phosphate de soude en dissolution. Il est resté un léger résidu insoluble que l'on a transformé en chlorures ; ceux-ci, desséchés et calcinés, ont été repris par l'alcool éthéré. La dissolution décantée a laissé un résidu dans lequel l'analyse spectrale a fait découvrir la lithine. — Cette base, que j'avais déjà trouvée dans l'eau de Soultzmatt et dans celle de Balaruc, existe aussi dans l'eau de Vichy, d'après MM. Diacon et Moitessier (1).

CHAUX.

Source du Boulou. — La chaux se trouve tout entière dans le dépôt que l'on obtient en concentrant l'eau au tiers de son volume. On l'a aussi dosée, comme contrôle, dans l'eau elle-même, après l'avoir débarrassée du fer et de la silice. Le dosage a eu lieu à l'état de sulfate de chaux.

Chaux dans le précipité correspondant à 1.000^{cc} d'eau. = 0^{gr},5094
— dans 1.000^{cc} d'eau, directement dosée......... = 0, 5106
Moyenne.................... 0^{gr},5100

Source Clémentine. — Chaux dans 1000^{cc} = 0^{gr},353.

Source Saint-Martin. — Chaux dans 1000^{cc} = 0^{gr}, 3253.

(1) *Montpellier médical,* 1862, VIII, pag. 47.

MAGNÉSIE.

Source du Boulou. — Elle a été dosée à l'état de pyrophosphate dans les liquides qui avaient servi à la seconde détermination de la chaux. J'ai déjà dit que l'on ne pouvait pas la doser dans le dépôt, puisqu'une partie reste à l'état de sel double dans la partie soluble.

Magnésie pour 1.000^{cc} d'eau = 0^{gr},167

Source Clémentine. — Magnésie dans 1000^{cc} = 0^{gr},2174.

Source Saint-Martin de Fenouillard. — Magnésie dans 1000^{cc} = 0^{gr}, 085.

Recherche et dosage de l'alumine, de l'oxyde de fer, de l'acide phosphorique, de l'oxyde de cuivre, etc. — Le précipité obtenu dans diverses concentrations de l'eau au tiers de son volume répondait à environ 36 litres d'eau. Il contient les bases terreuses et les autres éléments dont il va être question.

Ce précipité a été dissous dans l'acide chlorhydrique, évaporé à siccité, fritté et repris par l'eau acidulée d'acide chlorhydrique et un peu d'acide sulfurique. Il reste un résidu insoluble, A.

La dissolution filtrée est réduite par l'acide sulfureux. Pendant l'ébullition, il se sépare du sulfate de chaux. L'acide sulfureux étant chassé, on filtre et on traite à chaud par un courant d'hydrogène sulfuré. Après vingt-quatre heures de repos, on recueille sur un filtre pour séparer le précipité brunâtre qui s'est formé, B.

La liqueur qui reste après ces divers traitements, convenablement saturée, est traitée par le sulfhydrate d'ammoniaque. Le précipité noir obtenu contient des sulfures, l'alumine et l'acide phosphorique à l'état de phosphate de chaux, C.

Analyse du précipité C. — On le dissout dans l'acide nitrique étendu ; le sel ferrique est réduit en sel ferreux par l'hydrogène sulfuré, et, après avoir éliminé ce dernier par un courant de gaz carbonique, on ajoute, selon la méthode de M. Chancel, une dissolution acide de nitrate de bismuth ; il se forme un précipité qui est le phosphate de bismuth. Le résultat a été donné plus haut.

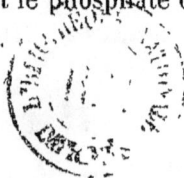

(**)

L'excès de bismuth ayant été séparé de la liqueur filtrée par un nouveau traitement à l'hydrogène sulfuré, les bases sont transformées en chlorures par l'évaporation avec l'acide chlorhydrique. Dans la nouvelle liqueur, on précipite l'alumine, s'il y en a, par l'hyposulfite de soude (Chancel). Le précipité obtenu a été lavé, séché, calciné ; il reste un résidu blanc qui est l'alumine.

Source du Boulou.

Alumine correspondante à 36 litres...... $0^{gr}.0468$
— pour 1000^{cc} d'eau........ .. ... $= 0, 0013$

Source Clémentine.

Alumine correspondante à 27 litres... ... $0^{gr},108$
— pour 1.000^{cc} d'eau.............. $= 0, 004$

Source Saint-Martin de Fenouillard.

Alumine correspondante à 30 litres....... $0^{gr},134$
—. pour 1.000^{cc} d'eau. .... $= 0, 0045$

La liqueur d'où l'alumine avait été séparée ayant été oxydée, filtrée, a été additionnée de chlorhydrate d'ammoniaque, et précipitée par l'ammoniaque à l'abri de l'air. Le peroxyde de fer déposé a été recueilli, lavé, calciné, etc.

Source du Boulou.

Peroxyde de fer correspondant à 36 litres. $0^{gr},2448$
— de fer pour 1.000^{cc}.............. $= 0, 0068$

Source Clémentine.

Peroxyde de fer correspondant à 27 litres. $0^{gr},303$
— de fer pour 1.000^{cc}.............. $= 0, 0112$

Source Saint-Martin de Fenouillard.

Peroxyde de fer correspondant à 30 litres. $0^{gr},322$
— de fer pour 1.000^{cc}.............. $= 0, 0107$

La dissolution ammoniacale, séparée du peroxyde de fer, fournit par l'hydrogène sulfuré un précipité gris sale. Ce précipité, recueilli sur un petit filtre, y fut repris par l'acide chlorhydrique étendu. Une partie se dissolvit, le filtre resta enduit d'une couche noire qui ne contenait pas de cuivre et qui, dans les conditions de l'expérience, ne pouvait être que du *cobalt* ou du *nickel*, ou tous les deux à la fois. Toutefois, la quantité était si petite que je n'ai pas pu caractériser suffisamment les deux métaux. Quant à la dissolution, elle contenait du manganèse qui fut facile à caractériser. Mais j'ai dû recourir à une recherche spéciale de ce dernier. 12 litres d'eau ont été réduits à siccité après avoir acidulé par l'acide chlorhydrique. Le résidu fritté a été repris par le même acide et, après une nouvelle évaporation pour chasser l'excès d'acide, la liqueur a été traitée par le carbonate de baryte en excès. Le peroxyde de fer étant précipité, la liqueur incolore obtenue a été additionnée d'ammoniaque et précipitée par l'hydrogène sulfuré. Le précipité, repris par l'acide chlorhydrique, fournit une dissolution qui, concentrée et additionnée d'acétate de soude, fut soumise à un courant de chlore, en vue de précipiter du bioxyde de manganèse. Ordinairement, cet oxyde singulier se précipite sous la forme d'une poudre brune ; mais il peut arriver, comme cela eut lieu dans ce cas, que la liqueur se colore seulement en brun, sans rien laisser précipiter. Pour faire apparaitre le précipité, il suffit de faire bouillir la liqueur en la concentrant : peu à peu la combinaison que l'acide acétique contracte avec le bioxyde se détruit, la liqueur se décolore, et le peroxyde de manganèse se précipite avec sa couleur brune. Le précipité fut recueilli, lavé, séché, calciné au contact de l'air et pesé.

Source du Boulou.

Oxyde manganoso-manganique.......... $0^{gr},01$
— manganeux pour 1000^{gr}.......... $= 0, 0008$

La liqueur d'où le manganèse avait été séparé précipite en noir par le sulfhydrate d'ammoniaque. Dans ces circonstances nouvelles, ces sulfures ne peuvent encore être que du cobalt ou du nikel.

Sources Clémentine et Saint-Martin de Fenouillard. — Les eaux de ces deux sources contiennent de même du manganèse, et les oxydes de cobalt ou de nikel ; mais en opérant, dans une recherche spéciale, sur 16 litres d'eau, je n'en ai pas isolé assez pour en faire un dosage.

En analysant les concrétions de la source du Boulou, j'y ai découvert facilement le manganèse et le même résidu insoluble de sulfures, mais aussi très-peu abondants. Leur dissolution dans l'acide chlorhydrique ne contenait ni fer ni cuivre; traitée (après avoir été concentrée) par trois fois son volume d'acide chlorhydrique fumant, elle ne fournit qu'une dissolution verte spéciale, comme celle que donne un mélange de cobalt et de nikel où ce dernier domine (1).

Analyse du précipité B. — Il a été lavé sur le filtre avec une dissolution de sulfure de sodium ; le filtre a retenu un produit noir. La dissolution évaporée. oxydée par l'acide nitrique, a fourni de l'arsenic à l'appareil de Marsh. Il a déjà été question de cette recherche. La partie insoluble était formée de sulfure de cuivre, ce dont il a été facile de s'assurer en incinérant le filtre, reprenant par l'acide nitrique et une goutte d'acide sulfurique étendu. Le produit évaporé fournit, par l'ammoniaque, une belle dissolution bleue foncée; celle-ci, évaporée à son tour, reprise par un peu d'acide chlorhydrique, donne, avec le cyanure jaune, le précipité rouge caractéristique des composés cuivriques.

Source du Boulou. — La présence du cuivre ainsi constatée, j'ai voulu en faire un dosage aussi rigoureux que possible. J'ai profité d'un séjour prolongé au Boulou, pour réduire par l'évaporation 50 litres d'eau à 250°°, après avoir acidulé par l'acide chlorhydrique. La liqueur a été précipitée par le sulfure de sodium. Le précipité total a été recueilli, lavé et repris sur le filtre par l'acide chlorhydrique étendu. Le résidu noir qui était resté sur le filtre, bien lavé, séché, a été incinéré après avoir été humecté d'acide nitrique; les cendres ont été reprises par l'acide chlorhydrique, et la dissolution bouillante traitée par l'hydrogène sulfuré. Le précipité noir de sulfure a été recueilli, calciné dans la vapeur de soufre et pesé à l'état de protosulfure :

(1) Chancel ; *Revue des Sociétés savantes*, février 1863, pag. 43.

Protosulfure ou bioxyde de cuivre dans 50 litres..... 0^{gr},008
Oxyde de cuivre pour 1.000^{cc} d'eau................. = 0, 00015

On s'est convaincu que les 8 milligrammes de sulfure étaient bien exclusivement formés par le cuivre.

Voici donc une nouvelle eau cuivreuse, disais-je en 1863 lorsque je publiais l'analyse de l'eau du Boulou, et j'ajoutais : « Depuis que j'ai découvert ce métal dans l'eau de Balaruc et dans celle de Bourbonne, M. Moitessier l'a retrouvé dans l'eau de Lamalou et M. Filhol dans celle de Saint-Christeau (Basses-Pyrénées) ; il est probable, d'après cela, que la diffusion du cuivre est plus grande qu'on ne le croit généralement.

Mais on a contesté l'origine géologique de ce cuivre dans les eaux minérales. On a supposé que sa découverte était le résultat d'une erreur ; que c'était pendant l'évaporation de l'eau sur les lampes à gaz qu'il y pénétrait. Malheureusement pour ceux qui ont fait des objections, l'évaporation des eaux de Balaruc et celle du Boulou, comme on l'a vu, n'avait pas été faite sur des lampes à gaz.

On comprend néanmoins que dans l'analyse des nouvelles sources, je me sois imposé l'obligation de vérifier tous mes réactifs et d'analyser même les cendres de mes filtres ainsi que les cendres du charbon qui avait servi de combustible pour évaporer l'eau aux sources. Ni mes réactifs, ni mon papier, ni les cendres de mon charbon, n'étaient cuprifères.

Malgré ces précautions, il m'a été facile de découvrir du cuivre dans 20 litres d'eau de la source *Clémentine* et dans autant de la *source Saint-Martin de Fenouillard :* et cela sans employer de réactifs sensibles, mais simplement l'ammoniaque, comme on l'a vu.

Le cuivre existe donc dans les eaux du Boulou ; il y existe *nécessairement*, parce que les roches qu'elles traversent sont cuprifères.

J'ai recherché, en effet, le cuivre dans l'argile schisteuse qui, comme je l'ai dit, forme le massif de collines ou de montagnes au pied desquels émergent nos sources. Il est très-facile de l'y découvrir ; pour cela, après l'avoir pulvérisée dans un mortier de porcelaine, on l'attaque par l'eau régale pure, on filtre sur du papier lavé, dont les cendres ne contiennent pas de ce métal, on évapore sur un feu de charbon, et on précipite l'alumine et le peroxyde de fer par l'ammoniaque : on obtient d'emblée une dissolution bleue de chlorure de cuivre ammoniacal, qu'il suffit d'évaporer et de traiter par l'hydrogène sulfuré pour obtenir le sulfure de cuivre.

ANALYSE DU PRÉCIPITÉ A.

Source du Boulou. — Ce précipité est coloré par de la matière organique. Il a été traité par la potasse caustique pour dissoudre le plus possible de silice. La dissolution alcaline est brune, et contient en effet de la silice. Le résidu insoluble de ce traitement est encore un peu coloré, mais il blanchit par la calcination à l'air. Il a été fondu avec six fois son poids de carbonate de soude. Le résultat a fourni un résidu insoluble qui a été repris par l'acide chlorhydrique. La dissolution, convenablement évaporée, précipite franchement et instantanément par l'acide sulfurique et le sulfate de chaux. Le reste de ces sulfates a été recueilli, il pesait $0^{gr},0075$. Nous verrons qu'il n'est formé que de sulfate de baryte.

D'après ce résultat, j'ai jugé qu'il serait intéressant de déterminer directement la quantité de sulfate de baryte que laisserait déposer un volume déterminé de l'eau naturelle. A cet effet, trois litres d'eau acidulée ont été évaporés dans un ballon. Lorsque le volume se fut réduit à environ 50^{cc}, le précipité fut recueilli et lavé avec une dissolution de potasse pure pour dissoudre un peu de silice qui aurait été précipitée, et enfin avec de l'eau acidulée. Le filtre étant incinéré, on trouva, abstraction faite des cendres :

Sulfate de baryte..... 0,0065

soit par litre $0^{gr},0022$.

C'était bien du sulfate de baryte, car ayant calciné les cendres avec du sucre pur, le produit repris par l'acide chlorhydrique dégagea de l'hydrogène sulfuré, et la liqueur filtrée donna naissance, par l'addition d'une dissolution de sulfate de chaux, à un précipité relativement abondant.

La présence de la même base se retrouve plus abondante dans le résidu insoluble dans l'acide chlorhydrique que laissent les concrétions.

Le spectroscope a démontré que la baryte seule, sans trace appréciable de strontiane, se trouvait dans le sulfate insoluble de l'eau du Boulou, préalablement transformé en chlorure.

M. Bouquet a surtout trouvé la strontiane dans les eaux de Vichy, et MM. Diacon et Moitessier l'ont également constatée dans l'eau du puits Chomel du même bassin, et d'une manière peu évidente la baryte.

Source Clémentine et Source Saint-Martin de Fenouillard. — Le résidu insoluble correspondant de ces deux sources n'est que de la silice soluble sans résidu sensible après la fusion avec le carbonate de soude. D'après ce résultat, que je n'ai pas jugé nécessaire de contrôler autrement, la baryte n'existerait dans ces eaux qu'en quantité extrêmement faible.

Remarque. L'alumine n'existe pas dans les eaux de Vichy, d'après M. Bouquet qui l'y a recherchée. Sa présence est certaine dans les eaux du Boulou; elle a été caractérisée non-seulement par la façon dont elle a été isolée, mais aussi par la coloration bleue qu'elle développe lorsqu'on la calcine, à la flamme d'oxydation, avec du nitrate de cobalt.

On sait que l'alumine est insoluble dans le carbonate d'ammoniaque. Je me suis procuré environ $0^{gr},2$ d'alumine de la source Clémentine; or, cette alumine, qui certainement ne contenait ni silice, ni chaux, ni magnésie, étant redissoute dans la moindre quantité nécessaire d'acide chlorhydrique, si on la précipite par le carbonate d'ammoniaque et qu'on la laisse digérer avec une dissolution concentrée de ce sel, une partie, environ le tiers, entre en dissolution. La liqueur ammoniacale filtrée étant mise à évaporer, laisse déposer un précipité pulvérulent. C'était là évidemment de la glucine; seulement elle était souillée de traces d'alumine, comme si la dissolution de la glucine entraînait celle de l'autre; toutefois ce n'est que difficilement qu'on obtient avec cette matière la coloration bleue produite par le nitrate de cobalt calciné avec l'alumine.

J'ai analysé de la même manière l'alumine des deux autres sources, et je l'ai trouvée pareillement en partie soluble dans le carbonate d'ammoniaque.

Des considérations d'un ordre nouveau m'ont conduit à rechercher dans les eaux de Vergèze des produits que l'on n'a pas l'habitude d'y poursuivre, savoir, des acides organiques volatils. La nature géologique du terrain que les eaux du Boulou traversent, l'examen microscopique de l'argile schisteuse, dont j'ai déjà parlé, m'ont décidé à constater la présence des mêmes acides dans les eaux dont je publie les analyses.

A cause de la nouveauté du sujet et des difficultés que j'ai rencontrées, je vais entrer dans quelques détails circonstanciés.

RECHERCHES DES ACIDES ORGANIQUES VOLATILS DANS LES TROIS SOURCES.

Pour découvrir ces acides, j'ai opéré de la manière suivante : 30 à 40 litres d'eau minérale ont été saturés par un léger excès de soude caustique pure; par là, il se forma un précipité, et l'on n'a plus eu en dissolution que des chlorures, des carbonates et les sels à acides organiques. Les liqueurs ont été concentrées à une douce chaleur; on a fait cristalliser ainsi la plus grande partie du carbonate de soude et une partie du chlorure de sodium. C'est dans les eaux-mères qu'on a recherché les acides organiques. Pour cela, on les a saturées par un excès d'acide sulfurique pur, et distillé au bain de chlorure de calcium presque jusqu'à siccité; il ne passa ainsi aucune trace d'acide sulfurique, mais un peu d'acide chlorhydrique. La liqueur acide distillée a été rectifiée sur du phosphate d'argent: le produit obtenu, à réaction franchement acide, ne contenait plus aucune trace d'acide chlorhydrique; il a été saturé par quelques gouttes de soude pure et évaporé à siccité. Le résidu, repris par un peu d'acide sulfurique étendu de son poids d'eau, dégage une odeur acétique un peu butyrique franche. Ceci bien constaté, j'ai de nouveau distillé et de nouveau saturé les acides obtenus par de la soude pure. Les sels de soude obtenus n'ont pas cristallisé. J'ai traité leur dissolution par le nitrate d'argent : il se produisit un léger précipité que j'ai redissous : j'ai filtré et j'ai mis à concentrer la liqueur ; à peine j'eus commencé à chauffer qu'un précipité d'argent se produisit; celui-ci n'augmentant plus, j'ai encore filtré, et par la concentration de la liqueur j'ai obtenu un sel cristallisé en mamelons formés de fines aiguilles.

Ces faits me portent à penser que les acides organiques volatils des eaux du Boulou sont le formique et le propionique.

Il peut paraître étrange d'inscrire dans une analyse d'eau minérale des acides organiques volatils, et d'admettre l'existence d'acides organiques géologiques. Le fait n'en est pas moins certain ; déjà M. Vogel, M. Bunsen et M. Scherer avaient signalé l'existence de l'acide formique, de l'acide acétique, de l'acide propionique et de l'acide butyrique dans plusieurs sources d'Allemagne, et moi-même de l'acide acétique et du butyrique dans les eaux de Vergèze ; mais bien que les faits ne fussent pas contestés, on en cherchait l'explication dans l'impureté des réactifs, dans des réactions fortuites, ou, comme M. Chevreul à propos des eaux de Vergèze, dans des infiltrations accidentelles d'eaux croupissantes ou de matières entraînées par les eaux de pluie.

Il est donc important de faire voir que l'existence de ces acides est non-seulement un fait constant pour certaines eaux, nullement accidentel, mais un fait nécessaire.

La recherche des acides organiques dans l'eau de Vergèze, la première eau française où ils aient été signalés, n'a pas été fortuite. J'ai conclu à leur existence, avant de les avoir recherchés, par des considérations géologiques résultant de mes recherches sur la nature des terrains crétacés et calcaires tertiaires. On sait maintenant que la craie et plusieurs calcaires tertiaires contiennent des organismes vivants, *des microzymas,* lesquels agissent comme ferment sur un grand nombre de matières organiques. Or, j'avais constaté l'existence de ces microzymas dans les eaux de Vergèze, et j'avais montré qu'ils transformaient la fécule et le sucre en acide acétique, etc. Mais, dans les eaux de Vergèze, comme dans presque toutes les eaux minérales, il y a de la matière organique; pourquoi les microzymas ne feraient-ils pas avec cette matière organique ce qu'ils font avec le sucre et avec la fécule? L'expérience consultée a répondu conformément à la prévision.

J'ai dit, avec Anglada, que la colline d'où émergent nos sources, ainsi que la montagne appelée Picastelle, constituent un massif de schiste argileux très-puissant. Mes études m'ont amené à faire l'examen microscopique du schiste qui avoisine les sources et au milieu duquel elles sourdent; cet examen y a révélé les microzymas en nombre aussi considérable que dans la craie et dans une argile d'éruption que j'avais précédemment étudiée. J'ai donc fait agir le schiste argileux du Boulou sur l'empois de fécule. L'empois a été rapidement fluidifié, la fermentation s'est établie, de l'alcool, de l'acide acétique et de l'acide butiryque se sont produits. Les microzymas de cette argile agissent donc comme ceux de la craie et comme ceux des autres calcaires tertiaires et de l'argile d'éruption dont je viens de parler.

Les terrains au milieu desquels les sources du Boulou naissent, contiennent des microzymas et de la matière organique; pourquoi ne feraient-ils pas avec cette matière organique ce qu'ils font avec la fécule? J'ai interrogé les eaux, et l'expérience a répondu affirmativement, comme on l'a vu. Par suite, l'existence des acides organiques volatils dans les eaux du Boulou n'avait plus rien d'imprévu, elle était nécessaire.

La quantité de ces acides exprimée en acide acétique est certainement un peu plus d'un milligramme par litre.

Telles sont, avec un peu de matière organique indéterminée, les substances minéralisantes des eaux du Boulou. Il ne reste plus qu'à coordonner ces résultats et à achever l'histoire individuelle de chacune des trois sources.

Les composants élémentaires ou incomplexes de chaque analyse seront réduits d'abord en sels neutres, pour comparer la somme obtenue au poids du résidu de l'évaporation ; puis en bicarbonate, afin que le médecin puisse se faire une idée nette de la masse des sels que l'eau contient effectivement ; après quoi nous rechercherons la parenté de nos eaux, afin de mieux prévoir et comprendre leurs propriétés thérapeutiques.

SOURCE DU BOULOU.

Le *débit* — Il est d'environ 1.500 litres par vingt-quatre heures ; et, comme l'a constaté Anglada, ce débit ne paraît pas subordonné aux accidents météorologiques.

La *température* de l'eau déterminée par Anglada, se trouve de 17,5 degrés centigrades ; la température de l'air était de 15°.

Cette température ne varie ni avec le temps, ni avec la saison, ni avec les heures du jour, comme le démontrent mes propres déterminations.

Le 4 juillet 1862, la température de l'air étant de 30 degrés, par un beau temps, celle de l'eau s'est trouvée être de 17°,5.

Le 1er septembre, à cinq heures du soir, la température de l'air était de 20°, à la suite d'une journée pluvieuse ; celle de l'eau était de 17°,3.

Le 2 septembre, à six heures du matin, l'air ambiant était à 17°, celle de l'eau à 17°,6.

La *limpidité* de l'eau, à son émergence, est parfaite. Cette eau dégage spontanément de nombreuses bulles de gaz, et dépose alors un sédiment jaunâtre. Aux abords, le dépôt devient incrustant, et le long du ruisseau de déversement il se forme un dépôt ocracé. Toutefois il n'est pas homogène ;

on y distingue des parties blanches alternant inégalement avec des couches de couleur rouille. Dans les bouteilles même bouchées, elle laisse déposer un certain nombre de ses éléments minéralisateurs.

Sa *densité* est telle qu'un litre d'eau pèse 1.005gr,19. La densité a été prise dès que les gaz se furent spontanément dégagés, par conséquent avant que l'eau eût encore abondamment déposé.

En réunissant tous les termes que l'analyse a révélés dans dans cette eau, nous y trouvons, rapportés à 1.000 cent. cubes et exprimés en grammes :

Acide carbonique...	5,50170
— silicique .... ·... ...	0,07850
— sulfurique...................	0,00520
— phosphorique......	0,00087
— nitrique..........	traces.
— arsénique....................	traces.
— borique....................	traces.
Acides organiques volatils..	traces.
Chlore..........	0,5344
Oxyde de potassium........	0,04189
— de sodium...................	1,84172
— de lithium..................	traces.
— de calcium....	0,51000
— de magnésium.	0,16700
— manganeux..................	0,00080
— ferrique....................	0,00680
— cuivrique	0,00015
— de cobalt? de nickel?.........	traces.
Alumine............... .. ..· }	
Glucine .... }	0,00130
Sulfate de baryte.:................	0,00220
Matière organique indéterminée......	traces.
	8,70763

Si maintenant nous considérons ces corps dans leurs relations chimiques, il n'est pas douteux qu'ils existent dans l'eau combinés les uns avec les autres ; et comme, de plus, l'acide dominant est le carbonique, nous pouvons bien affirmer que la plupart des bases, et la plus grande quantité, y existent à l'état de carbonate. Je supposerai d'abord que l'acide sulfurique est combiné avec la potasse, le chlore avec le reste du potassium et avec le sodium, l'acide phosphorique avec la chaux (on sait que l'acide carbonique dissout le phosphate de chaux) et les autres bases avec l'acide carbonique. Quant à la silice, à l'alumine et à l'oxyde cuivrique, je les considérerai comme simplement dissous dans l'eau minérale. Cela posé, nous aurons pour le groupement des éléments à l'état de sels neutres anhydres, le tableau suivant :

Sulfate de potasse....................	0,01182
Chlorure de potassium...............	0,05664
— de sodium................	0,83622
Carbonate de soude................	2,39114
— de chaux..............	0,90897
— de magnésie.......	0,34622
— manganeux...	0,00130
— ferreux..	0,00986
Phosphate de chaux	0,00190
Sulfate de baryte.	0,00220
Silice.....	0,07850
Alumine...........	0,00130
Oxyde cuivrique	0,00015
Divers autres corps....	traces.
Total des sels neutres calculés. ..	4,64572
Résidu fixe...........	4,71
Différence en moins	0,06428

Le poids des sels neutres est à celui du résidu fixe comme 100 est à 101,38. Cette erreur est certainement compensée par le nombre des éléments qui n'ont pas été dosés, mais qui dans l'eau existent à l'état de sels, et comme tels forment certainement un poids qui ne peut être inférieur à cette différence. Enfin, si nous notons qu'une des pesées du résidu fixe a donné pour résultat le nombre 4,64, on voit que l'indétermination peut encore porter sur l'incertitude de cette pesée.

Anglada avait trouvé :

Carbonate de soude.................	2,431
Chlorure de sodium............... ..	0,852
Sulfate de soude........	traces.
Carbonate de chaux.................	0,741
— de magnésie.....	0,215
— de fer....................	0,032
Silice	0,134
	4,405

C'est ici le lieu de remarquer que si l'on fait la somme du carbonate de soude et du carbonate de potasse qu'engendrerait la potasse dans mon analyse, on trouve le nombre 2,452, qui ne diffère que de 21 milligrammes du poids du carbonate de soude calculé alcalimétriquement par Anglada. La concordance est la même, si l'on compare les deux dosages du chlore.

C'est sur ces résultats qu'il faut s'appuyer pour juger de la conservation typique de l'eau du Boulou. La divergence sur les autres points tient évidemment à la méthode d'analyse immédiate adoptée par le célèbre auteur, mais qui a dû être abandonnée depuis par tous les chimistes.

L'eau du Boulou reste donc semblable à elle-même pendant très-longtemps, peut-être indéfiniment. Cette remarque a son importance pour toutes les eaux minérales, car c'est surtout sur cette dernière donnée que le médecin peut asseoir avec certitude les fondements de l'histoire clinique d'une eau, et conclure légitimement du passé à l'avenir.

A la rigueur, les deux tableaux précédents, qui expriment, l'un la composition brute et absolue de l'eau, l'autre sa composition relative, peuvent suffire pour se faire une idée de ses propriétés probables. La thérapeutique ne doit accorder qu'une confiance médiocre aux groupements que les chimistes supposent, lorsqu'ils combinent, suivant certaines règles, les acides avec les bases, les radicaux entre eux. D'ailleurs, les analyses systématiquement groupées ne donnent pas plus de renseignements sur cet important objet que le résultat de l'analyse immédiate. Toutefois si, comme dans l'eau du Boulou, nous voyons à côté de la soude et de quelques autres bases, une très grande quantité d'acide carbonique et beaucoup moins des autres acides, nous pouvons bien affirmer, en nous appuyant sur l'expérience même, que la plus grande partie des bases est à l'état de bicarbonate. Nous ferons donc l'hypothèse non gratuite qu'il en est ainsi, et nous admettrons que l'oxyde de fer y est à l'état de protoxyde, bien que dans l'eau on ne puisse en réalité constater que la présence du sesquioxyde; que l'acide borique, le silicique et l'alumine y sont libres de toute combinaison; que l'acide phosphorique y est à l'état de sel de soude, bien qu'il soit plus probable qu'il est uni à la chaux, et dans cet état dissous à la faveur de l'acide carbonique. Pour les autres corps qui n'existent dans l'eau qu'en très-petite quantité, ils seront purement et simplement inscrits au tableau. L'hypothèse que nous venons de faire nous permettra de comparer l'eau du Boulou avec les eaux de Vichy, pour lesquelles M. Bouquet « a suivi le mode de distribution des principes adopté par MM. Berthier et Puvis, et par M. Lonchamp, dans leurs études de ces eaux. Ce mode de distribution consiste à transformer en sels à base de soude tous les acides autres que l'acide carbonique ; puis à transformer en bicarbonates le surplus de la soude et tous les autres oxydes métalliques (1). » L'acide carbonique non employé dans les opérations effectuées sera ensuite inscrit comme acide libre. Cela posé, voici le tableau de cette composition :

Groupement méthodique des principes immédiats de l'eau de la source du Boulou, rapporté à 1.000cc.

Acide carbonique libre..	2,34100
Bicarbonate de soude..	3,32100
— de potasse	0,08102
— de lithine...	traces.
— de baryte....... . ..	0,00228
— de chaux.............	1,31140
— de magnésie...	0,52544
— de manganèse...	0,00180
— de protoxyde de fer...	0,01360
Sulfate de soude...............	0,00923
Phosphate de soude..	0,00114
Arséniate de soude.	traces.
Chlorure de sodium......... ...	0,88063
Alumine....... ... .)	
Glucine..... ....)	0,00130
Acide nitrique.	traces.
— borique....................	traces.
— silicique...	0,07850
Oxydes de cobalt, de nickel?..... .	traces.
— de cuivre............... ..	0,00015
Sels à acides organiques volatils et odorants....................	traces.
Matière organique..	traces.
	8,56849

Mais nous verrons que les nombres qui expriment les poids individuels des bicarbonates. doivent être modifiés d'après des considérations chimiques que l'on a négligées jusqu'ici.

(1) Bouquet ; *Étude chimique des eaux de Vichy*. (*Annal. chim. ph.*, XLII, pag. 278.)

SOURCE CLÉMENTINE.

Les deux nouvelles sources sont situées, comme celles du Boulou, dans une gorge des Albères, mais plus vers le centre du massif à 200 mètres environ de l'ancienne et séparées l'une de l'autre de 4 à 5 mètres seulement.

La source Clémentine jaillit d'une profondeur de 4 mètres au-dessous du niveau actuel du sol. Elle est captée avec soin, et grâce à ce captage elle peut s'élever à une hauteur de $0^m,9$ environ au-dessus du sol, pour couler librement d'une façon constante et sans se tarir jamais. Mais la force ascensionnelle de l'eau est assez grande pour qu'elle puisse s'élever facilement à $2^m,05$ au-dessus du niveau du sol, c'est-à-dire jusqu'à l'orifice cylindrique du bassin ou réservoir circulaire de captage. Ajoutons qu'elle est enfermée dans une sorte de grotte élégante qui la met à l'abri de toutes les intempéries.

Son *débit*, directement mesuré, est de 19.800 cent. cub. en moyenne dans 6 minutes, soit plus de 4.750 litres par 24 heures.

Sa *température*, prise au niveau de son écoulement, varie très-peu ; la moyenne d'un grand nombre de lectures, faites à des températures de l'air ambiant variant de 20 à 25°, est de 16 à 17 degrés centigrades.

Sa *densité* est telle qu'un litre pèse $1.006^{gr},4$ à 15 degrés.

Lorsqu'on l'examine dans son réservoir, on dirait une chaudière en ébullition, tant l'abondance du gaz dégagé spontanément est considérable : circonstance qui m'a permis de faire l'analyse de ces gaz. Espérons qu'un jour on tirera parti, pour des applications thérapeutiques, de l'acide carbonique mêlé d'oxygène et d'azote, qui sont ainsi versés par torrent dans l'atmosphère.

Voici maintenant la composition élémentaire de l'eau rapportée à un litre :

	gr
Acide carbonique....	6,2870
— silicique....................	0,0680
— sulfurique........	0,0039
— phosphorique	traces.
— arsénique...................	traces.

Acides organiques volatils.	traces.
Chlore......	0,0922
Oxyde de potassium...	0,0932
— de sodium.	2,9972
— de lithium........	traces.
— de calcium......	0,3530
— de magnésium...........	0,2174
— d'alluminium	} 0,0040
— de glucinium...	
— de manganèse......... ..	traces.
— ferrique...................	0,0112
— cuivrique................	traces.
— de cobalt, de nickel?	traces.
Matière organique fixe.	traces.

Ces principes immédiats étant groupés conformément à la méthode adoptée précédemment, on trouve qu'un litre d'eau contient :

	gr
Acide carbonique libre.............	1,7748
Bicarbonate de soude anhydre.....	5,7801
— de potasse *id.*	0,1808
— de lithine *id.*	traces.
— de magnésie *id.*	0,6840
— de chaux *id.*	0,9077
— de fer.............	0,0224
— de manganèse........	traces.
Sulfate de soude........... ...	0,0069
Phosphate de soude	traces.
Arséniate de soude..	traces.
Chlorure de sodium................	1,1407
Acide silicique.....	0,0680.
Alumine.... .... }	0,0040
Glucine.................... }	
Oxyde de cuivre.................	traces.
— de cobalt, de nickel?........	traces.
Acides organiques volatils.........	traces.
Matières organiques fixes..........	traces.
	10,6687

Oxygène	0gr,09
Azote.............	1, 00

Il y a, en somme, dans la source Clémentine, plus de deux grammes de principes minéralisateurs de plus que dans la source du Boulou. Mais nous verrons qu'il y a lieu de modifier ces nombres, si l'on considère que dans ce tableau se trouvent inscrits des bicarbonates anhydres, composés qui n'existent point.

SOURCE SAINT-MARTIN DE FENOUILLARD.

Elle sourd presque au niveau du sol. Les gaz. soustraits. comme pour la source Clémentine, à la pression qu'ils éprouvent dans l'intérieur de la terre, s'en échappent avec presque autant d'intensité que dans celle-ci. Son niveau ne s'élève pas au-dessus de deux ou trois décimètres.

Son débit n'a pas été déterminé, mais tout porte à penser qu'il est aussi abondant que celui de la source du Boulou.

Sa *température* varie de 19° à 19°,5, la température de l'air ambiant étant de 20 à 25°.

Sa limpidité, son odeur et sa saveur sont comparables à celles des autres sources.

Sa densité est telle qu'un litre pèse 1.007 grammes.

Sa composition élémentaire, rapportée au litre, est la suivante :

	gr
Acide carbonique....................	5,6290
— silicique.....................	0,0520
— sulfurique...................	0,0035
— phosphorique	traces.
— arsénique	traces.
Acides organiques volatils..........	traces.
Chlore...........................	0,6497
Oxyde de potassium...............	0,0980
— de sodium...................	2,7762
— de lithium..................	traces.
— de calcium	0,3253
— de magnésium...............	0,0850
— d'aluminium................	0,0045
— de glucinium	
— de manganèse..............	traces.
— ferrique.............	0,0107
— cuivrique	traces.
— de cobalt, de nickel?.	traces.
Matière organique fixe.......	traces.

Ces divers principes étant supposés combinés entre eux sous forme de sels, on trouve qu'un litre d'eau contient :

	gr
Acide carbonique libre..............	1,595
Bicarbonate de soude anhydre	5,388
— de potasse *id*.	0,190
— de lithine *id*.	traces.
— de magnésie *id*.	0,267
— de chaux *id*.	0,837
— de fer *id*.	0,021
— de mangan. *id*.	traces.
Sulfate de soude anhydre...........	0,006
Phosphate de soude................	traces.

Chlorure de sodium............... .	1,071
Arséniate de soude............. .. .	traces.
Acide silicique.....	0,052
Alumine........................}	
Glucine......... ....}	0,004
Oxyde de cuivre..................	traces.
— de cobalt, de nickel ?..	traces.
Acides organiques volatils..........	traces.
Matière organique fixe....	traces.
	9,375

Oxygène 0cc,64
Azote 3, 45

Voici maintenant un tableau dans lequel la composition de l'eau de la source du Boulou est comparée à celles de quelques sources de Vichy.

	Boulou.	(a) Hauterive	(b) Nouvelle source des Célestins.	(c) Grande Grille.	(d) Hôpital.
Acide carbonique libre.	2.34100	2,183	1,299	0,908	1,067
Bicarbonate de soude. .	3,32100	4,687	4,101	4,883	5,029
— de potasse...	0,08102	0,189	0,231	0,352	0,440
— de lithine....	traces	traces	»	»	»
— de strontiane.	?	0,003	0.005	0,003	0,005
— de baryte....	0,00228	»	»	»	»
— de chaux	1,31140	0,432	0,699	0,434	0,570
— de magnésie..	0,52544	0,501	0,544	0,303	0,200
— de manganèse	0,00180	traces	traces	traces	traces
de protox. de fer	0,01360	0,017	0,044	0,004	0,004
Sulfate de soude......	0,00923	0,291	0,314	0,291	0,291
Phosphate de soude....	0,00114	0,046	traces	0.130	0,046
Arséniate de soude....	traces	0,002	0,003	0,002	0,002
Chlorure de sodium...	0.88063	0,534	0,550	0,534	0,518
Alumine.............	0.00130	»	»	»	»
Acide nitrique	traces	»	»	»	»
— borique..	traces	traces	traces	traces	traces
— silicique..... ...	0,07850	0,071	0,065	0,070	0,050
Oxides de cobalt? de nikel?	traces	»	»	»	»
— de cuivre.......	0,00015	»	»	»	»
Matière organique.....	traces	traces	traces	traces	traces
	8,56849	8,956	7,865	7,914	8,222
Résidu fixe par litre.	4.71	4,96	4,808	5,208	5,264

(a) Température 15°. — (b) Température 12°. — (c) Température 41°,8. — (d) Température 30°,8.

Mais le groupement méthodique que ce tableau suppose est purement hypothétique: je ne l'ai construit que pour me conformer à l'usage qui consiste à supposer que les bicarbonates existent à l'état anhydre dans les eaux minérales. Cette supposition est absolument gratuite, puisque les bicarbonates anhydres n'existent point. Les composés que l'on appelle improprement des bicarbonates n'existent que grâce à un équivalent d'eau combinée. Je m'explique : les bicarbonates inscrits dans les tableaux précédents sont de la forme :

$$(CO^2)^2MO$$

or, ces composés ne sont pas connus. ils n'existent ni libres, ni dissous. Le bicarbonate de soude, le composé cristallisable que tout le monde connaît, a pour formule :

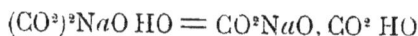

$$(CO^2)^2NaO\,HO = CO^2NaO, CO^2\,HO$$

c'est-à-dire qu'il a la forme d'un véritable sel double : c'est ainsi qu'est composé le bicarbonate de soude que les médecins prescrivent, et c'est ce composé que l'eau dissout ; c'est donc lui qui existe dans une dissolution, dans les eaux du Boulou comme dans celles de Vichy. Puisqu'il en est ainsi, voici les quantités de bicarbonates réels qu'il faudrait inscrire dans les tableaux précédents pour les trois sources du Boulou :

		Clémentine.	St-Martin.	Boulou.
Bicarbonate de soude............		6,474	5,978	3,742
—	de potasse.......	0,199	0,208	0,089
—	de chaux....	1,021	0,941	1,475
—	de magnésie....... ...	0,779	0,305	0,599
—	de protoxyde de fer....	0,025	0,024	0,015

Les choses étant présentées ainsi, le médecin a une idée bien plus nette des quantités réelles de matière que l'eau contient.

Quoi qu'il en soit de ces considérations, on voit combien les deux nouvelles sources sont puissamment minéralisées. Il n'y a pas à Vichy une seule source qui, sous ce rapport, puisse être comparée aux deux nouvelles sources dont je viens de résumer les analyses, puisque les plus riches en bicarbonate de soude, les sources *Lucas. Hôpital* et *Célestins*. n'en contiennent à l'état supposé anhydre que 5gr,004, 5,029 et 5.103.

III. DES PROPRIÉTÉS THÉRAPEUTIQUES DES EAUX DU BOULOU.

Le tableau précédent témoigne que nos eaux sont de la même famille que les eaux de Vichy. La grande quantité d'acide carbonique libre qu'elles contiennent les rend spécialement d'une digestion plus facile et contribue sans doute par là à une plus grande activité de leurs éléments médicateurs. Notons, enfin, qu'elles contiennent deux principes d'une grande activité : l'oxyde de cuivre et la baryte, que ne contient pas l'eau de Vichy, auxquels se surajoute l'arsenic, dont la quantité est moindre cependant que dans celle-ci.

Si nous notons que les malades supportent facilement de très-grandes quantités de ces eaux, que j'en ai vu qui pouvaient absorber dans la matinée jusqu'à 24 verres et dans la journée un volume qui n'est pas moindre de 10 litres, sans compter ce qui pénètre par absorption dans les bains, nous voyons que le poids des sels ingérés peut atteindre 40 et même 50 grammes, qui contiennent au moins un milligramme d'oxyde de cuivre et plus d'un centigramme de baryte, un centigramme d'oxyde manganeux et presque un décigramme d'oxyde de fer. Certes ce sont là des proportions de matières actives que l'on rencontre dans bien peu d'eaux minérales, et avec lesquelles le médecin doit compter. La présence du cuivre est un élément qui doit être plus spécialement signalé. J'ai déjà fait remarquer son importance dans l'eau de Balaruc, et récemment M. Filhol, si compétent dans ces matières, n'hésite pas à lui attribuer une partie de l'activité de l'eau de Saint-Christeau. Il contribue sans doute pour sa part dans l'activité purgative de l'eau du Boulou, en apportant son contingent à la résultante de l'action des autres principes.

Cela posé, que sait-on de positif de l'histoire clinique de

ces eaux, et que l'on pouvait prévoir en examinant les résultats de notre analyse ?

Voici ce qu'en écrit Anglada : « On les conseille avec avantage dans les cas d'inappétence, de dyspepsie, de langueur des organes digestifs, d'empâtements viscéraux ; dans l'aménorrhée ou rétension de menstrues ; dans les leucorrhées asthéniques : dans la chlorose subordonnée à une disposition anémique ou à la débilitation, à la torpeur du système vivant. On trouve à les employer utilement dans les longues convalescences ; à la suite des fièvres intermittentes qui ont amené des embarras, des engouements abdominaux ; dans les fièvres intermittentes opiniâtres, lorsqu'elles coïncident avec la faiblesse et le relâchement ; dans les hydropisies, dans les hémorrhagies passives, dans les diarrhées persévérantes et asthéniques, dans le scorbut lui-même. »

Leur activité curative a été signalée de nos jours, et déjà par Anglada lui-même à la suite de M. Massot, dans les vomissements chroniques, dans les catarrhes pulmonaires tenaces, dans les catarrhes de la vessie, dans les obstructions viscérales, dans l'ictère, dans les engorgements du foie, lors même qu'il y a surexcitation, pourvu qu'elle soit modérée et dégagée de toute réaction phlegmasique ; dans les néphrites calculeuses passées à l'état chronique. On pourra espérer, ajoute Anglada, d'en tirer un bon parti dans quelques cas d'hypochondrie se rattachant à des empâtements abdominaux, à des obstructions viscérales ; dans les pollutions nocturnes ; en un mot dans tous les cas où la faiblesse viendra s'associer à une excitabilité d'ailleurs modérée.

N'est-ce pas là toute l'histoire clinique des eaux de Vichy ! L'observation empirique avait donc, ici comme ailleurs, devancé les faits qu'une analyse bien faite pouvait faire prévoir. Mais maintenant que, comme je me plais à le penser, nous possédons une analyse complète des eaux du Boulou, il faut espérer que ces conclusions recevront de plus en plus une confirmation éclatante, et que dorénavant le Boulou portera, à juste titre, le nom de *Vichy du Midi*.

Il est un fait constant, c'est que les malades supportent plus facilement les eaux du Boulou que celles de Vichy. Nous avons été témoin d'exemples nombreux qui démontrent cette assertion. Nous avons vu des personnes très-délicates, dont l'estomac était très-fatigué, qui toléraient non-seulement sans inconvénient, mais avec un avantage incontestable, dix à douze verres de cette eau dans la matinée seulement, et qui en prenaient encore dans la journée. Nous pourrions même citer des malades qui, n'ayant pas éprouvé de soulagement à Vichy, ont obtenu une guérison radicale par l'usage des eaux du Boulou.

M. le Dr Combescure a vu une dame L.... atteinte de coliques abdominales qui avaient amené un état cachectique menaçant sérieusement l'existence, sinon guérie radicalement (n'ayant pas pu la suivre assez longtemps), du moins soulagée rapidement par ces eaux, qui amenèrent au bout de quelques jours l'expulsion d'une énorme quantité de calculs biliaires.

Ajoutons enfin qu'il existe des observations desquelles il résulte que certaines affections de la peau ont été amendées ou guéries par les eaux du Boulou. — Ce fait, inexplicable jusqu'ici, se comprend facilement puisque ces eaux contiennent de l'arsenic, dont l'action peut être secondée par celle du cuivre, qui dans certains cas est un agent efficace dans ces sortes d'affections.

Et maintenant que notre tâche est terminée, que nous connaissons la composition des eaux du Boulou, et dans leur ensemble leurs propriétés thérapeutiques les plus saillantes, nous n'avons plus que des vœux à former. Il faut désirer que, par des observations recueillies avec soin, des médecins éclairés nous fassent son histoire clinique complète. Il faut espérer, enfin que le département des Pyrénées-Orientales, qui possède une telle richesse dans son sein, fera du Boulou en secondant ses propriétaires actuels, qui sont animés de si louables intentions, une station balnéaire digne de rivaliser avec les établissements les mieux doués, digne aussi de ce beau et riche pays.

Perpignan · Imp de l'Indépendant

www.ingramcontent.com/pod-product-compliance
Lightning Source LLC
Chambersburg PA
CBHW071424200326
41520CB00014B/3560